Narjes Karmous

Histerosalpingografia versus histeroscopia em casos de infertilidade

Narjes Karmous

Histerosalpingografia versus histeroscopia em casos de infertilidade

Desempenho no diagnóstico de anomalias intra-uterinas

ScienciaScripts

Imprint

Any brand names and product names mentioned in this book are subject to trademark, brand or patent protection and are trademarks or registered trademarks of their respective holders. The use of brand names, product names, common names, trade names, product descriptions etc. even without a particular marking in this work is in no way to be construed to mean that such names may be regarded as unrestricted in respect of trademark and brand protection legislation and could thus be used by anyone.

Cover image: www.ingimage.com

This book is a translation from the original published under ISBN 978-620-6-73041-5.

Publisher:
Sciencia Scripts
is a trademark of
Dodo Books Indian Ocean Ltd. and OmniScriptum S.R.L publishing group

120 High Road, East Finchley, London, N2 9ED, United Kingdom
Str. Armeneasca 28/1, office 1, Chisinau MD-2012, Republic of Moldova, Europe
Managing Directors: Ieva Konstantinova, Victoria Ursu
info@omniscriptum.com

Printed at: see last page
ISBN: 978-620-8-63340-0

INTRODUÇÃO

De acordo com a Organização Mundial de Saúde (OMS), a infertilidade é definida como a incapacidade de engravidar após doze meses ou mais de relações sexuais regulares sem proteção (1). De acordo com estatísticas mundiais recentes da OMS, a taxa de infertilidade foi estimada em 17,5% da população adulta (2). As patologias uterinas são responsáveis por 15% da infertilidade feminina (3). Estas anomalias incluem pólipos endometriais, leiomiomas, sinéquias intra-uterinas e malformações uterinas congénitas, como o útero septado (4).A ecografia pélvica, a hidro-sonografia, a histerossalpingografia (HSG) e a histeroscopia (HSC) são os procedimentos aceites para explorar a cavidade uterina em casos de infertilidade. Atualmente, a ecografia pélvica e a HSG são recomendadas como procedimentos, e a histeroscopia é recomendada se for encontrada uma anomalia (5). A HSG é um procedimento seguro, simples e pouco dispendioso que permite explorar a permeabilidade da cavidade uterina e das trompas de Falópio. No entanto, este exame envolve radiação e nem sempre é acessível na Tunísia (6). A HSC é considerada o padrão de ouro, uma vez que proporciona uma visão direta da cavidade uterina. De acordo com a Sociedade Internacional de Endoscopia Ginecológica e com a literatura, a histeroscopia diagnóstica é o exame de referência para o diagnóstico de patologias endometriais e intracavitárias (7,8,9), pelo que pode ser utilizada para diagnosticar alterações discretas na cavidade uterina. Tem ainda a vantagem de permitir a realização de biópsias e a adoção de medidas terapêuticas. Por outro lado, é um procedimento mais invasivo (6). Os dados da literatura são controversos quanto à superioridade de uma técnica sobre a outra como exame de primeira linha. De facto, alguns estudos consideram que estas duas técnicas são obrigatórias na investigação da infertilidade, outros consideram que, no caso de uma HSG normal, já não há indicação para a HSC, enquanto outros estudos recomendam que a HSG já não tem lugar na infertilidade (6). Na Tunísia, há uma falta de dados sobre este assunto. O objetivo do nosso estudo foi comparar os dados da HSG com os da HSC em doentes investigadas por infertilidade, a fim de comparar o desempenho das duas técnicas na exploração da cavidade uterina.

MÉTODOS

1. TIPO DE ESTUDO, LOCAL E PERÍODO

Trata-se de um estudo retrospetivo, longitudinal, monocêntrico e comparativo, realizado no serviço B de obstetrícia e ginecologia do Hospital Charles Nicolle de Tunes, com uma duração de 7 anos e 10 meses, de 1 de janeiro de 2016 a 31 de outubro de 2024, que incluiu as pacientes em acompanhamento de infertilidade submetidas a HSG e HSC.

2. POPULAÇÃO ESTUDADA

Durante o período do estudo e respeitando o anonimato, compilámos os registos médicos das mulheres que preenchiam os seguintes critérios:

2.1.Critérios de inclusão

- Pacientes investigados para infertilidade que foram submetidos a HSG e HSC,
- Espermograma do cônjuge compatível com a inseminação intra-uterina.

2.2.Critérios de não inclusão

- Intervalo de mais de 3 meses entre a HSC e a HSG.

2.3.Critérios de exclusão

- Dados em falta no processo médico

3. EXPLORAÇÕES

3.1. Procedimento para histerosalpingografia

A HSG foi efectuada em regime de ambulatório. O colo do útero foi exposto com um espéculo e mantido com uma pinça de Pozzi. Introduziu-se suavemente uma cânula flexível através do canal cervical na cavidade uterina, para além do orifício cervical interno. Foi injetado lentamente um meio de contraste radiopaco, solúvel em água, não irritante, de baixa osmolaridade, com cerca de 10 ml, ligando a seringa carregada à cânula. Em seguida, foram tiradas radiografias sob controlo fluoroscópico e a cavidade uterina e as trompas de Falópio foram visualizadas. A HSG foi efectuada em todas as mulheres em condições asssépticas. Os instrumentos foram retirados. As mulheres foram observadas durante um período de tempo.

3.2. Procedimento de histeroscopia

A HSC foi efectuada no bloco operatório, após consentimento da paciente, sob anestesia espinal, durante a fase pós-menstrual imediata. O tamanho e a posição do útero foram confirmados por exame físico e ecografia pélvica antes do procedimento. O líquido de distensão foi soro fisiológico isotónico. Em caso de qualquer anomalia, foram adoptadas medidas terapêuticas adequadas.

4. RECOLHA DE DADOS

Os doentes foram registados com base nos registos de admissão. Os dados para o nosso estudo foram recolhidos dos registos de observação médica, respeitando o anonimato dos doentes.

4.1. Caraterísticas da população estudada

- Idade,

- Historial médico,

- História cirúrgica,

- hábitos,

- Índice de massa corporal (IMC),

- História gineco-obstétrica :

✓ Gestão,

✓ Paridade, modo de entrega

✓ Regularidade do ciclo, duração dos períodos,

✓ História de aborto espontâneo e interrupção da gravidez,

✓ História de gravidez ectópica,

✓ História de HGI ou de infeção sexualmente transmissível,

✓ História de manobras endo-uterinas e tipo,

✓ Qual é a indicação e o tratamento para os antecedentes de CHH?

✓ História da contraceção, tipo e duração,

✓ Duração da hipofertilidade,

✓ Tipo de infertilidade,

✓ História da procriação medicamente assistida.

4.2. Dados da histerosalpingografia

- O dia do ciclo em que é efectuado,

- Tamanho da cavidade uterina,

- No caso de anomalias intra-uterinas :

✓ Falha de tipo,

✓ Diagnóstico suspeito de HSG.

- Aspeto da saída cérvico-isquémica,

- A permeabilidade das trompas de Falópio e, em caso de anomalia, especificar:

✓ Tipo (proximal ou distal),

✓ Envolvimento unilateral ou bilateral.

- Aspeto da mistura peritoneal.

4.3. Dados da histeroscopia

- O dia do ciclo em que é efectuado,

- Tamanho da cavidade uterina,

- Aspeto do endométrio,

- No caso de anomalias intra-uterinas :

✓ Falha de tipo,

✓ Diagnóstico suspeitado pelo HSC,

- Aspeto da saída cérvico-isquémica,

- Aspeto dos óstios,

- Medidas terapêuticas adoptadas.

5. CRITÉRIOS DE AVALIAÇÃO

- A HSG é considerada normal nos casos de

✓ Tamanho e permeabilidade normais da cavidade uterina (desde o colo do útero até ao fundo do útero),

✓ Ausência de sinais de oclusão tubária de qualquer tipo com um contorno normal das trompas de Falópio,

✓ Mistura peritoneal normal do meio de contraste.

- Os critérios para um HSC normal foram :

✓ Uma cavidade uterina normal (forma e tamanho normais, contornos regulares, ausência de massas),

✓ Um endométrio de aspeto e espessura normais,

✓ Dois óstios normais.

6. ESTATÍSTICAS DE ANÁLISE

Dada a falta de dados recentes sobre a prevalência da infertilidade na Tunísia. Utilizámos a taxa global de infertilidade estimada pela OMS para 2023 em 17,5% (2). A dimensão da amostra foi calculada utilizando o software OpenEpi versão 3.01. Utilizando um nível de confiança de 95% e um risco de erro alfa de 5%, o tamanho da amostra foi calculado em 222 pacientes. Todas as HSGs e HSCs foram efectuadas por pessoas específicas, mas diferentes, de modo a reduzir o risco de viés inter-observador. Os dados recolhidos foram analisados com recurso ao software IBM SPSS versão 26, tendo sido utilizado o EXCEL para organizar os dados sob a forma de gráficos e tabelas.

6.1. Estudo descritivo

Para as variáveis quantitativas, a distribuição dos dados foi estudada através dos coeficientes de assimetria e curtose e dos testes de normalidade. Estas variáveis foram descritas por médias e desvios-padrão, no caso de uma distribuição normal, e por medianas e intervalos interquartis, no caso contrário.

6.2. Estudo analítico

Para analisar a associação entre duas variáveis qualitativas, utilizámos o teste chi2 de Pearson para comparar duas frequências e o teste t de Student para comparar duas médias. O grau de concordância entre as duas explorações foi estudado através do coeficiente Kappa. Foi utilizado um teste de diagnóstico para determinar a sensibilidade, a especificidade, o valor preditivo positivo (VPP) e o valor preditivo negativo (VPN) da HSG em comparação com a histeroscopia. Utilizámos o limiar de significância para $p \leq 5\%$.

7. ÉTICA DA CONSIDERAÇÃO

Para levar a cabo a nossa investigação, solicitámos autorização ao chefe de departamento para aceder aos registos médicos. Para garantir a integridade ética do estudo, o anonimato foi respeitado durante a recolha de dados e não foram recolhidas quaisquer informações que pudessem ser associadas à sua identidade.

8. BIBLIOGRAFIA DE APOIO À INVESTIGAÇÃO

Consultámos as bases de dados Pubmed, Science Diret e Em-Consult. A nossa pesquisa bibliográfica nestes sítios foi efectuada utilizando combinações das seguintes palavras-chave em francês e inglês: "concordance entre hystérosalpingographie et hystéroscopie", "correlation between hysterosalpingography and hysteroscopy", "Diagnostic Value of hysterosalpingography and hysteroscopy", "methods of uterine cavity assessment".Esta pesquisa foi completada por uma bibliografia em cascata, procurando artigos citados pelos autores de trabalhos anteriores.

Foi estudado um total de 234 mulheres investigadas por infertilidade primária ou secundária. Destas, 6 pacientes foram eliminadas devido a um intervalo de mais de 3 meses entre a HSG e a HSC e 6 pacientes devido à falta de dados nos registos médicos. Um total de 222 pacientes foram incluídas no estudo (Figura 1).

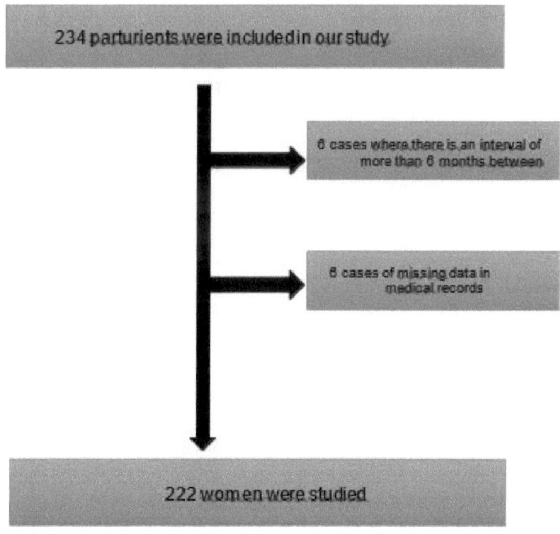

Figura 1: Fluxograma da população do estudo.

PARTE I

ESTUDO DESCRITIVO

1. CARACTERÍSTICAS DA POPULAÇÃO DO ESTUDO

1.1. Idade

A média de idade das mulheres incluídas foi de 35,7 anos (±5,7), com extremos que variaram de 21 a 45 anos. A idade mais comum foi de 35 a 40 anos (Figura 2).

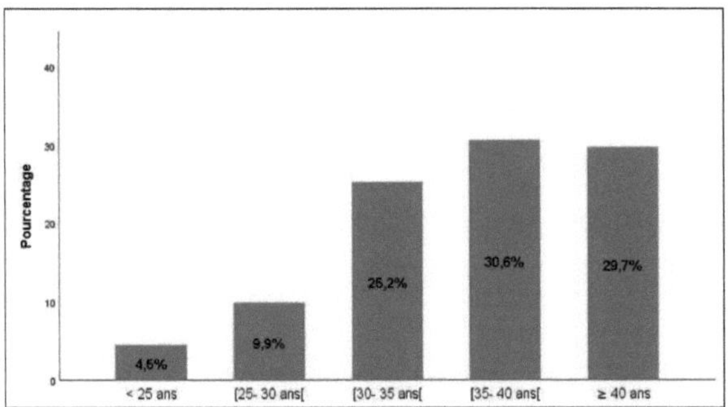

Figura 2: Idade da população estudada.

1.2. Historial médico e cirúrgico

1.2.1. Historial médico

Na população estudada, 11,7% das mulheres incluídas tinham antecedentes médicos (tabela I).

Tabela I: Resumo do historial médico da população em estudo.

História	Trabalhadores	Percentagem (%)
Hipotiroidismo	5	2,2
Síndrome dos ovários poliquísticos	5	2,2
Asma	4	1,8
Diabetes tipo 2	4	1,8
Hipertensão	3	1,4
Úlcera péptica	2	0,9
Hepatite B	2	0,9
Miastenia	1	0,5
TOTAL	26	11,7

1.2.2. História cirúrgica

Na população estudada, 16,7% das mulheres incluídas tinham antecedentes de cirurgia, sendo 11,7% ginecológica e 5% não ginecológica (Tabela II).

Tabela II: Resumo dos antecedentes cirúrgicos não ginecológicos na população estudada.

História	Força de trabalho	Percentagem (%)
Apendicectomia	7	3,2
Operado a uma fratura	2	0,9
Colecistectomia	2	0,9
TOTAL	37	16,7

KO: quisto do ovário

1.3. Hábitos

Na população estudada, os hábitos eram :

- Um fumador em 10 doentes (4,5%). O consumo médio foi de 7 anos-maço.
- Consumo de álcool por duas mulheres (0,9%).
- Nenhum caso de toxicodependência.

1.4. Índice de massa corporal

O Índice de Massa Corporal (IMC) médio foi de 25,9±3,8 Kg/m² com extremos de 19 a 39 Kg/m². A categoria de IMC mais comum foi o peso normal (52%) (Figura 3).

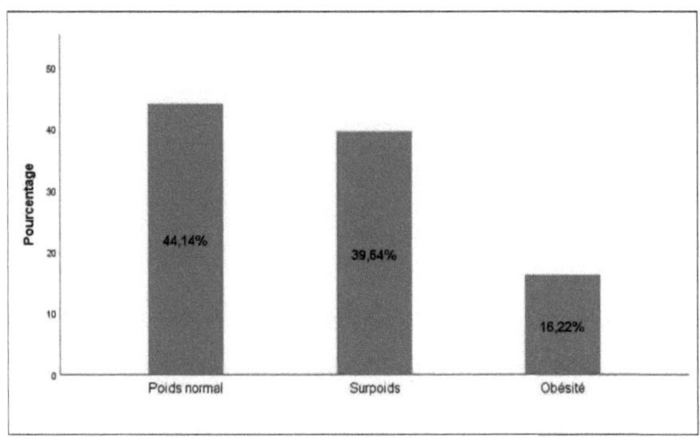

Figura 3: Distribuição da população estudada de acordo com o IMC.

1.5. História ginecológica e obstétrica

1.5.1. Gestão

As mulheres nuligestas representavam 59,5% da população (Figura 4).

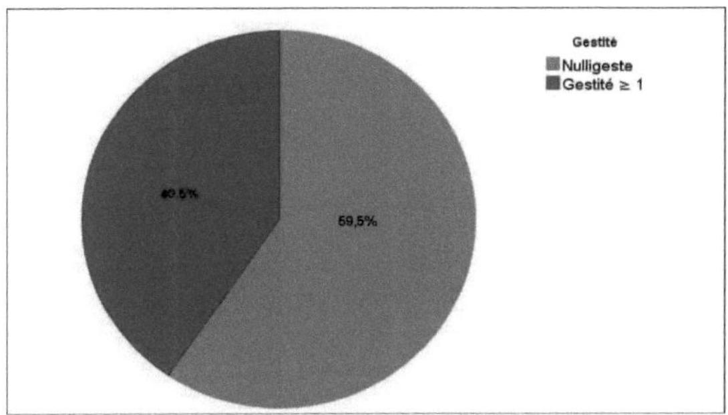

Figura 4: Distribuição das mulheres incluídas de acordo com o género.

1.5.2. Paridade

A paridade variou de 0 a 3. As pacientes nulíparas corresponderam a 74,3% (Figura 5).

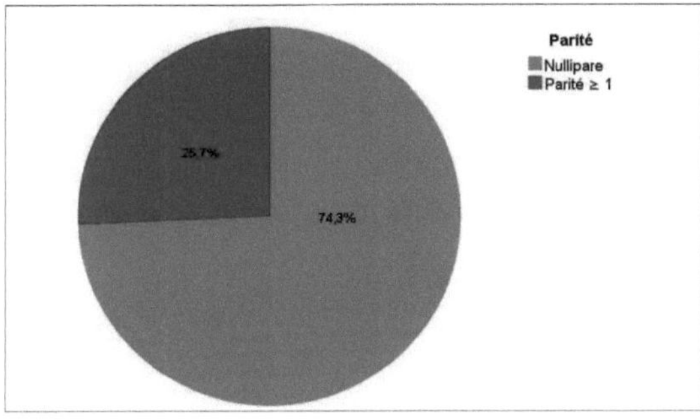

Figura 5: Distribuição por género da população estudada.

1.5.3. Antecedentes de cirurgia ginecológica

Na população em estudo, 11,7% das mulheres tinham sido submetidas a cirurgia por patologia ginecológica (tabela III).

Tabela III: Resumo dos antecedentes cirúrgicos ginecológicos da população em estudo.

História	Força de trabalho	Percentagem (%)
Operado para KO	10	4,5
Salpingectomia	8	3,6
Miomectomia	4	1,8
Plastia tubária	4	1,8

1.5.4. Caraterísticas das gravidezes anteriores

- Foi registada uma história de aborto espontâneo em 38 doentes (17,1%).

- Em 17 doentes (7,7%) foi registada uma história de gravidez abortada.

- Em duas doentes foi registada uma história de interrupção electiva da gravidez.

- Foi registada uma história de gravidez ectópica em 12 doentes (5,4%). Estas incluíam:

✓ Oito doentes foram tratadas por salpingectomia,

✓ Quatro doentes foram tratados medicamente (com metotrexato).

- Entre as pacientes que já tinham dado à luz anteriormente, 55,4% tinham dado à luz por via vaginal e 44,6% por cesariana. No total, 11,3% das pacientes tiveram uma cesariana prévia (Figura 6).

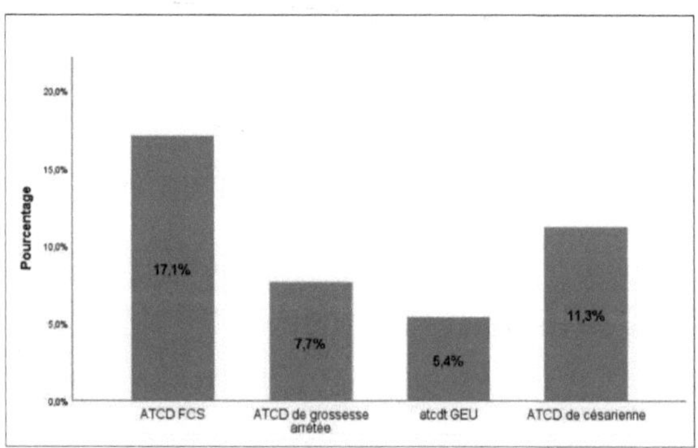

Figura 6: Percentagem de caraterísticas de gravidezes anteriores.

ATCD: história pregressa; EP: gravidez ectópica.

1.5.5. Antecedentes de patologias ginecológicas

- O ciclo menstrual era regular em 93,2% das doentes e irregular em 6,8% (n=15). Oito doentes apresentavam espaniomenorreia e 7 doentes tinham ciclos curtos, inferiores a 25 dias.

- A duração média do fluxo sanguíneo foi de 5,5 dias e apenas 3 mulheres tiveram menorragia.

- Da população estudada, apenas 13 apresentavam sintomas. Estes incluíam menometrorragia em 6 doentes, dismenorreia em 4 doentes e dispareunia associada a dor pélvica crónica em 3 doentes.

- Foi registada uma história de infeção genital superior (IUG) em 7 mulheres (3,2%).

- Em 3 mulheres, foi registada uma história de infeção dos órgãos genitais superiores (UGI).

- Uma história de manobras endo-uterinas em 38 mulheres, uma percentagem de 17,1%. Esta foi uma

✓ Aspiração em 28 mulheres (12,6%),

✓ HSC em dez mulheres (4,5%) (Tabela IV).

Tabela IV: Resumo dos antecedentes de patologias ginecológicas.

História	Trabalhadores	Percentagem (%)
Endo uterino	38	17,1
Ciclo irregular	15	6,8
IGH	7	3,2
Menometrorragia	6	2,7
Dismenorreia	4	1,8
Dispareunia e dor dor pélvica crónica	3	1,4
CTI	3	1,4

1.5.6. Contraceção

Na população estudada, 10,4% das mulheres tinham antecedentes de contraceção. A contraceção hormonal era utilizada por 5,4% das mulheres e os dispositivos intra-uterinos por 5% (Figura 7).

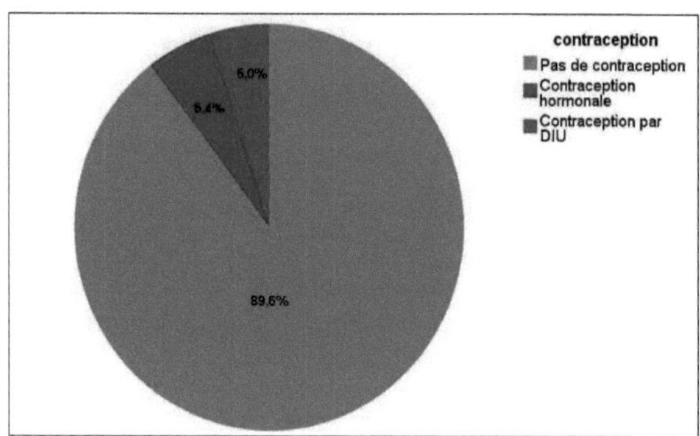

Figura 7: Resumo das percentagens de contraceção.

1.5.5. Caraterísticas da infertilidade

- A maioria das mulheres, 59%, tinha infertilidade primária (n=131) e 41% tinha infertilidade secundária (n=91) (Figura 8).

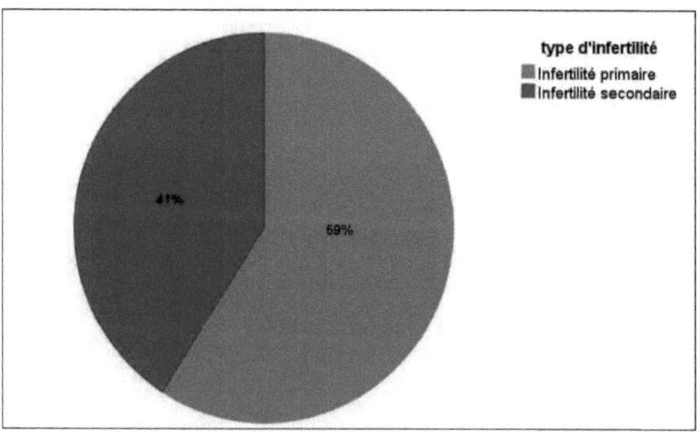

Figura 8: Percentagem de tipos de infertilidade.

- A duração da infertilidade variou entre 1 e 16 anos, com uma mediana de 3 anos (IQR= [2-5]).
- Em 90,1% das mulheres, foi efectuada uma análise hormonal que incluiu a medição da hormona estimulante da tiroide (TSH), da prolactina, da FSH, da LH e dos níveis de estradiol. Não se registaram anomalias em nenhuma das doentes incluídas no estudo.
- O espermograma do cônjuge foi efectuado em todos os casos e foi compatível com a inseminação intra-uterina em todos os casos.
- O recurso anterior à procriação medicamente assistida foi registado em 12 doentes (5,4%). Estes eram :

✓ Fertilização in vitro (FIV) em 6 pacientes,

✓ Inseminação artificial com esperma do cônjuge em 2 pacientes,

✓ Estimulação simples em dois pacientes,

✓ Injeção intracitoplasmática de espermatozóides em 2 doentes.

2. DADOS DA HISTEROSALPINGOGRAFIA

2.1. Dia do ciclo

A HSG foi efectuada, em média, no dia 9 ± 1,5 dias [5-14].

2.2. Tamanho da cavidade

A cavidade uterina era de tamanho normal em 193 casos (86,9%) e reduzida em 29 casos (13,1%).

2.3. Anomalia intra-uterina cavitária

Na HSG, foram encontrados 87 casos de anomalias intra-uterinas (38,7%). Não foram encontradas anomalias intra-uterinas em 135 mulheres (61,3%) (Figura 9). No caso de anomalias, tratava-se de uma imagem de subtração radiológica que evocava :

✓ Um pólipo em 42 casos (18,9%).

✓ Sinequia em 23 casos (10,4%).

✓ Um mioma em 16 casos (7,2%).

✓ Uma malformação em 4 casos (1,8%). Estes foram quatro casos de septo uterino incompleto.

✓ Apenas um caso de istmocoele (0,5%).

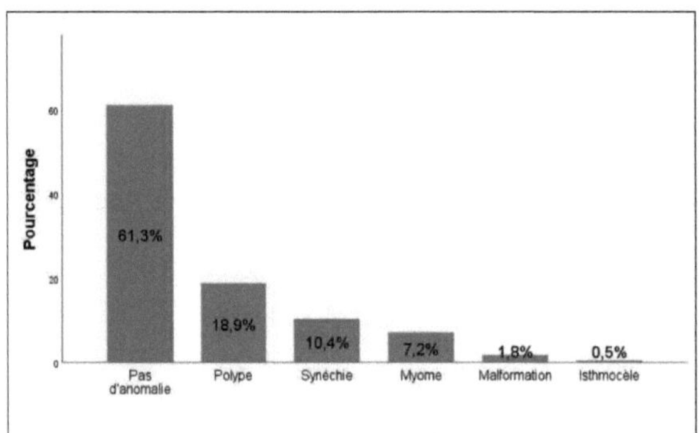

Figura 9: Percentagem de anomalias uterinas intra-cavitárias na HSG

2.4. Defeito cérvico-isquémico

As anomalias intracavitárias envolveram a saída cérvico-isquémica em 5% dos casos.

2.5. Anomalias tubárias

- Não havia anormalidades tubárias na HSG em 133 pacientes (59,8%) (Figura 10).

- As anomalias tubárias foram detectadas por HSG em 89 pacientes (40,1%).

- Estas anomalias eram unilaterais em 49,4% dos casos e bilaterais em 50,6%.

- Os seus tipos eram:

✓ Uma obstrução em 87,6% dos casos (n=78).

✓ Hidrossalpinge com trompas de Falópio pérvias em 12,4% dos casos (n=11).

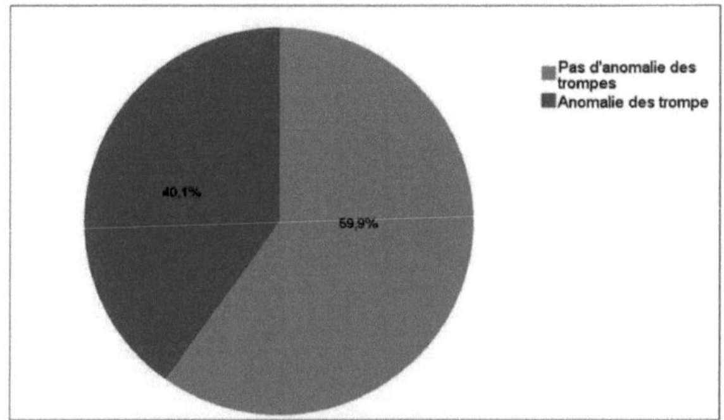

Figura 10: Percentagem de tipos de anomalias suspeitas na HSG.

2.6. Mistura de sangue peritoneal

A mistura peritoneal era anormal em 11 casos (5%).

3. DADOS DA HISTEROSCOPIA

3.1.Dia do ciclo de produção l'HSC

A HSG foi efectuada, em média, no dia 8 ±1,4 [6-13].

3.2. Tamanho da cavidade uterina

A cavidade uterina era de tamanho normal em 183 casos (82,4%) e reduzida em 39 casos (17,6%).

3.3. Aspeto do endométrio

Os diferentes aspectos do endométrio descobertos no HSC estão resumidos na Figura 11.

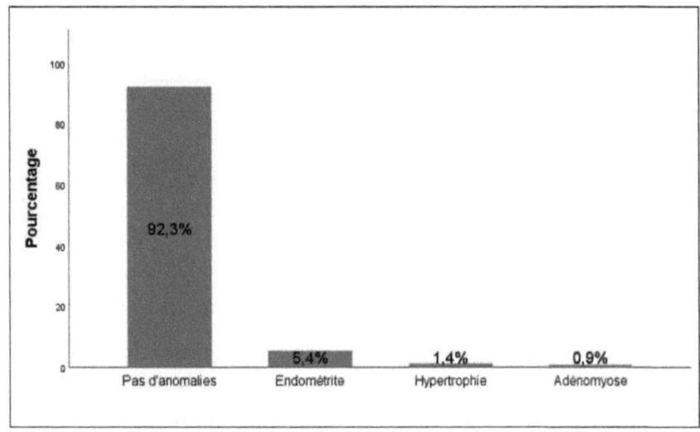

Figura 11: Percentagem de anomalias endometriais no HSC.

3.4. Anomalias intra-uterinas

Na HSG, 92 casos de anomalias intra-uterinas (41,4) foram descobertos (Figura 12). Estas foram :

✓ Um pólipo em 39 casos (17,6%).

✓ Sinequia em 27 casos (12,2%).

✓ Um mioma em 20 casos (9%).

✓ Uma malformação em 5 casos (2,3%). Registaram-se quatro casos de septo uterino incompleto.

✓ Apenas um caso de istmocole (0,5%).

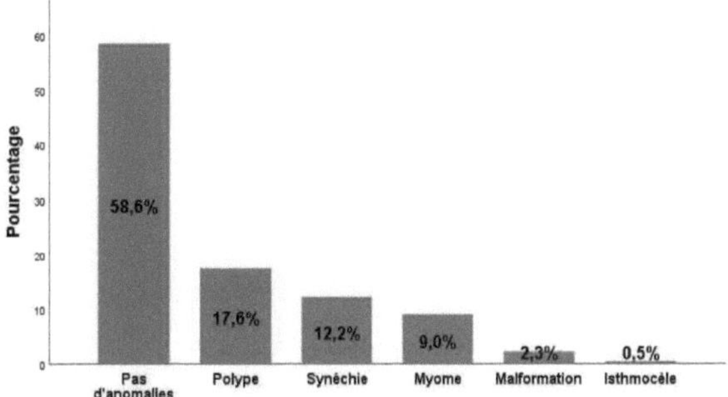

Figura 12: Percentagem de anomalias uterinas intra-cavitárias no HSC.

3.5. Aspeto do escoadouro cérvico-isquémico

As anomalias intracavitárias envolveram a saída cérvico-isquémica em 5% dos casos.

3.6. Aspeto dos óstios

Os óstios eram normais, exceto em 5 casos em que estavam turvos.

3.7. Medidas terapêuticas

Quando era diagnosticada uma anomalia cavitária, era efectuado um procedimento específico para cada lesão. Estas medidas estão resumidas na figura 13.

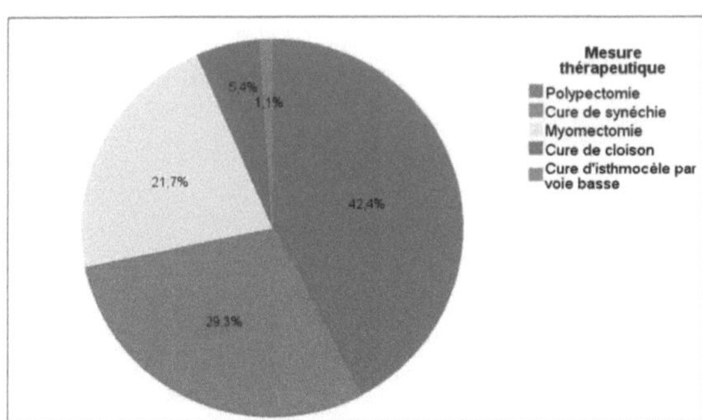

Figura 13: Percentagem de medidas terapêuticas efectuadas por histeroscopia diagnóstica.

PARTE II
ESTUDO ANALÍTICO

1. COMPARAÇÃO GLOBAL HSG E HSC

Tomando o HSC como teste de referência, determinámos :

- 71 casos de anomalias uterinas confirmadas por HSC, ou seja, 32% (verdadeiros positivos).

- 16 casos de anomalias suspeitas na HSG mas não na HSC, ou seja, 7,2% (falsos positivos).

- 114 casos de ausência de anomalias HSG e HSC, ou seja, 51,4% (verdadeiros negativos).

- 21 casos de anomalias uterinas intra-cavitárias não diagnosticadas pela HSG mas descobertas na HSC, ou seja, 9,5% (falsos negativos) (figura 15). Estas foram as seguintes anomalias:

✓ 11 casos de pólipos intracavitários (5%).

✓ 8 casos de sinéquias (3,6%).

✓ 2 casos de miomas intracavitários (0,9%).

Por conseguinte, foram calculados os seguintes parâmetros para a eficácia da HSG em comparação com a HSC:

- Sensibilidade de 77,1%.

- 87,7% de especificidade.

- Um valor preditivo positivo (VPP) de 81,6%.

- Um valor preditivo negativo (VPN) de 84,4%.

- Rácio de verosimilhança positivo de 6,2.

- Rácio de verosimilhança negativo de 0,26.

Houve uma concordância global de 83,3% entre a HSG e a HSC. Comparando os dois exames, houve uma diferença estatisticamente significativa entre eles com p<0,001. O teste estatístico de concordância Kappa entre os dois exames para anomalias uterinas intra-cavitárias foi de 0,654, indicando forte concordância (tabela V).

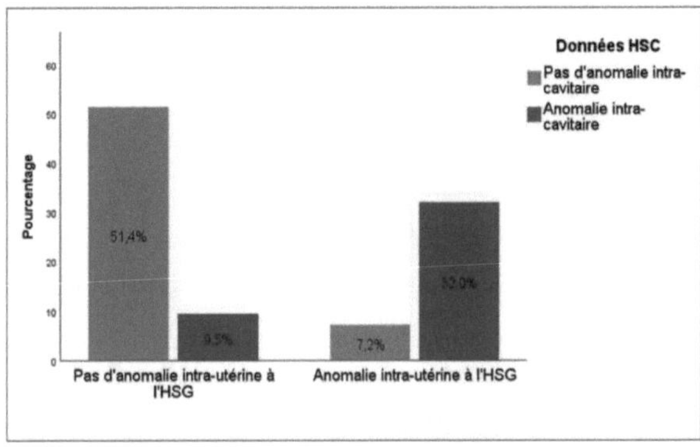

Figura 14: Distribuição dos resultados para anomalias intra-cavitárias uterinas na HSG de acordo com os resultados na HSC.

Tabela V: Comparação das anomalias uterinas intra-cavitárias HSG e HSC.

		Pas d'anomalies à l'HSC	Anomalies à l'HSC	P	Kappa
Anomalie à l'HSG	Non	114(84,4%)	21(15,6%)	<0,001	0,654
	Oui	16(16,4%)	71(81,6%)		

2. COMPARAÇÃO DA HSG COM A HSC DE ACORDO COM O TIPO DE ANOMALIAS UTERINAS INTRA-CAVITÁRIAS

A concordância entre as duas explorações, de acordo com os tipos de anomalias intra-cavitárias diagnosticadas, foi de 71,3%. De facto, 62 casos de anomalias da

HSG eram consistentes com o diagnóstico suspeito. A comparação das duas explorações segundo o tipo de lesão mostrou uma diferença estatisticamente significativa para todos os tipos de lesão e para uma cavidade mais pequena (p<0,001).

O coeficiente kappa foi de 0,562 para pólipos e 0,595 para sinéquias, indicando uma concordância moderada.

Este coeficiente foi :

- 0,817 para miomas,
- 0,887 para as malformações,
- 0,792 para a redução do tamanho da cavidade.

Isto significa uma concordância quase perfeita. Isto significa que a HSG tem um melhor desempenho em lesões como miomas e malformações (quadro VI).

Tabela VI: Comparação e concordância entre HSG e HSC de acordo com o tipo de anomalia uterina intra-cavitária.

Defeito de tipo	Sem lesões no HSC	Presença de lesão do HSC	P	Kappa
Pólipo HSG Não	167(92,8%)	13(7,2%)	<0,001	0,562
Sim	16(38,1%)	26(61,9%)		
Sinéquia HSG Não	188(94,5%)	11(5,5%)	<0,001	0,595
Sim	7(30,4%)	16(69,6%)		
Mioma na HSG Não	201(97,6%)	5(2,4%)	<0,001	0,817
Sim	1(6,3%)	15(93,7%)		
malformação para Não	217(99,5%)	1(0,5%)	<0,001	0,887
HSG Sim	0(0%)	4(100%)		
Cavidade de corte Não	182(0,5%)	11(28,2%)	<0,001	0,792
reduzido Sim	1(9,5%)	28(71,8%)		

3. COMPARAÇÃO DA HSG COM A HSC POR TIPO DE INFERTILIDADE

Não houve diferença significativa entre os dois grupos de infertilidade primária e secundária para idade, IMC e duração da infertilidade (tabela VII).

Tabela VII: Comparação entre idade, IMC e duração da infertilidade tipo de infertilidade.

Aspeto	Infertilidade primário	Infertilidade secundário	P
Idade média	35,5±5,6	35,8±5,7	0,683
IMC	25,5±3,7	26,3±3,7	0,147
Duração da infertilidade	3,9±3,3	4±2,9	0,91

Na nossa série, embora as anomalias cavitárias tenham sido mais frequentes nos casos de infertilidade primária, esta diferença não foi estatisticamente significativa para os dois exames, com p=0,513 para a HSG e p=0,936 para a HSC (tabela VIII).

Tabela VIII: Comparação das anomalias uterinas intra-cavitárias de acordo com o tipo de infertilidade.

		Infertilidade primário	Infertilidade secundário	P
Anomalia na HSG	Não	82(60,7%)	53(39,3%)	0,513
	Sim	49(56,3%)	38(43,7%)	
Anomalia no HSC	Não	77(59,2%)	53(40,8%)	0,936
	Sim	54(58,7%)	38(41,3%)	

As percentagens dos tipos de lesões de acordo com o tipo de infertilidade estão resumidas na tabela IX.

Tabela IX: Percentagem do tipo de lesão de acordo com o tipo de infertilidade.

		Infertilidade primária (%)	Infertilidade secundária (%)
Anomalias na HSG	Pólipo	24,4	11
	Sinequia	4,6	18,7
	Mioma	7,6	6,6
	Malformação	0,8	3,3
	Istmocele	0	1,1
	Total	37,4	40,7
Anomalias do HSC	Pólipo	41,2	41,8
	Sinequia	7,6	18,7
	Mioma	9,9	7,7
	Malformação	0,8	4,4
	Istmocele	0	1,1
	Total	41,2	41,8

Os casos de malformação ocorreram em duas mulheres com infertilidade primária e em três mulheres com infertilidade secundária mas com história de aborto espontâneo.

A sinéquia ocorreu mais frequentemente em doentes com infertilidade secundária (18,7% vs 7,6%). Esta diferença foi estatisticamente significativa (p=0,007).

Os pólipos ocorreram mais frequentemente em doentes com infertilidade primária (22,9% vs 9,9%). Esta diferença foi estatisticamente significativa (p=0,002).

Os miomas ocorreram mais frequentemente em doentes com infertilidade primária (9,9% vs 7,7%). Esta diferença não foi estatisticamente significativa p=0,517.

Anomalias como malformação e istmocoele foram mais frequentes em pacientes com infertilidade secundária, mas sem qualquer diferença estatisticamente significativa (p=0,156 e p=1, respetivamente) (tabela IX).

Tabela X: Comparação dos tipos de lesões selecionadas no CSH de acordo com o tipo de infertilidade.

Defeito de tipo	Infertilidade primário	Infertilidade secundário	P
Sinequia	7,6%	18,7%	0,007
Pólipo	22,9%	9,9	0,002
Mioma	9,9%	7,7%	0,517
Malformação	0,8%	4,4%	0,156
Istmocele	0%	1,1%	1

Comparando os dois exames nos grupos de infertilidade primária e secundária, houve uma diferença estatisticamente significativa entre a HSG e a HSC ($p<0,001$). O coeficiente kappa foi de 0,633 (Tabela X) e 0,684 (Tabela XI), respetivamente, o que indica forte concordância entre os dois grupos.

Tabela XI: Comparação e concordância entre HSG e HSC na infertilidade primária.

Type d'anomalie	Infertilité primaire	Infertilité secondaire	P
Synéchie	7,6%	18,7%	**0,007**
Polype	22,9%	9,9	**0,002**
Myome	9,9%	7,7%	0,517
Malformation	0,8%	4,4%	0,156
Isthmocèle	0%	1,1%	1

Tabela XII: Comparação e concordância entre HSG e HSC em casos de infertilidade secundária.

		Pas d'anomalies à l'HSC	Anomalies à l'HSC	P	Kappa
Anomalie à l'HSG	Non	68(82,9%)	14(17,1%)	<0,001	0,633
	Oui	9(18,4%)	40(81,6%)		

Tableau XII : Comparaison et concordance entre l'HSG et l'HSC en cas d'infertilité secondaire.

		Pas d'anomalies à l'HSC	Anomalies à l'HSC	P	Kappa
Anomalie à l'HSG	Non	46(86,8%)	7(13,2%)	<0,001	0,684
	Oui	7(18,4%)	31(81,6%)		

DISCUSSÃO

A infertilidade é uma perturbação do sistema reprodutor masculino ou feminino definida pela OMS como a incapacidade de engravidar após 12 meses ou mais de relações sexuais regulares sem proteção (1). De acordo com as últimas estimativas, trata-se de uma doença comum, que afecta cerca de uma em cada seis pessoas em todo o mundo, com poucas diferenças regionais (2). As causas da infertilidade feminina, sejam elas primárias ou secundárias, dividem-se em quatro patologias: tubária, uterina, ovárica e endócrina (1). De acordo com a literatura, as anomalias uterinas são responsáveis por 10-15% da infertilidade. No entanto, estas anomalias podem atingir 50% em mulheres com falhas recorrentes de implantação (3,10). É por esta razão que a avaliação da cavidade uterina faz parte da avaliação inicial da infertilidade. As lesões mais frequentemente encontradas são os pólipos, as sinéquias, os miomas e as malformações uterinas (4).

Vários exames imagiológicos podem ser utilizados para avaliar a cavidade uterina, incluindo a ecografia pélvica (suprapúbica e transvaginal), a hidro-sonografia, a HSG e a RM pélvica, especialmente em casos de malformações uterinas. A histeroscopia também pode ser utilizada, uma vez que é o método de referência para a exploração da cavidade uterina (10).

De acordo com as recomendações do Colégio Nacional Francês de Ginecologistas e Obstetras (CNGOF) em 2022, o tratamento inicial da infertilidade deve incluir a combinação de ecografia pélvica e HSG para avaliar a cavidade uterina. A histerossonografia diagnóstica e a HSC não são recomendadas como procedimentos de primeira linha (11).

A HSG é reconhecida como superior à ecografia transvaginal na avaliação da cavidade uterina devido ao efeito de distensão da cavidade durante o exame, que proporciona a melhor visualização da cavidade e da sua permeabilidade. A sua sensibilidade e especificidade são melhores (12). A HSG é um exame barato, simples e seguro, mas envolve radiação (6). Além disso, é difícil de obter na Tunísia. A HSC é considerada pela Sociedade Americana de Medicina Reprodutiva como o exame de referência e o método definitivo para o diagnóstico e tratamento de patologias uterinas intra-cavitárias (13). A HSC é um método mais invasivo e mais dispendioso, mas tem a vantagem de ser o mais eficaz e não irradiante. De facto, pode diagnosticar anomalias subtis que podem não ser detectadas por outros exames e que podem ter um efeito na fertilidade e na recetividade endometrial (14).

A HSC ambulatória ou HSC na cirurgia é um método que está a tornar-se cada vez mais popular. É possível graças a histeroscópios mais pequenos e a sistemas visuais melhorados, que tornam o procedimento mais exequível e mais aceitável. Este facto levantou a questão da indicação para a HSC de primeira linha e o lugar da HSG na investigação da infertilidade (10).

Na literatura, as opiniões são controversas quanto ao exame que deve ser a primeira escolha. De facto, alguns estudos consideram que estas duas técnicas são obrigatórias na avaliação da infertilidade. Outros consideram que, no caso de uma HSG normal, a HSC já não está indicada, enquanto outros estudos recomendam que a HSG não tem lugar na investigação da infertilidade (6,9).

Outra questão levantada é a indicação sistemática da HSC na avaliação da infertilidade inexplicada ou antes da procriação medicamente assistida (15). Assim, é importante estudar o lugar de cada um dos dois exames na avaliação da infertilidade e comparar os seus resultados para assegurar uma deteção óptima das anomalias uterinas, garantindo ao mesmo tempo a segurança da paciente. É neste contexto que o nosso trabalho foi integrado com o objetivo de :

- Comparação dos dados de HSG com os dados de HSC em doentes investigados por infertilidade
- Comparar o desempenho das duas técnicas na exploração da cavidade uterina.

Trata-se de um estudo retrospetivo, longitudinal, monocêntrico e comparativo efectuado no serviço B de obstetrícia e ginecologia do Hospital Charles Nicolle de Tunes, com uma duração de 7 anos e 10 meses, de 1 de janeiro de 2016 a 31 de outubro de 2024, e que incluiu as pacientes em acompanhamento por infertilidade que tinham sido submetidas a HSG e HSC.

Durante o período de estudo, foram incluídas 222 mulheres.

O grupo etário mais comum situa-se entre os 35 e os 40 anos (30,6%).

A maioria das mulheres, 59%, tinha infertilidade primária (n=131) e 41% tinha infertilidade secundária (n=91).

A duração média da infertilidade foi de 3 anos (IQR= [2-5]).

Na HSG, foram detectados 87 casos de anomalias intra-uterinas (39,2%). Em 135 mulheres (60,8%) não foram encontradas anomalias. Em 48,8% dos casos, foram encontrados pólipos, em 26,7%, sinéquias, em 18,6%, miomas, em 4,7%, malformações e um único caso de istmocoele. A cavidade uterina estava reduzida em 13,1% dos casos. As anomalias intracavitárias diziam respeito ao canal cérvico-isquiático em 5% dos casos. As anomalias tubárias estavam presentes na HSG em 89 doentes (40,1%). Estas anomalias eram bilaterais em 50,6% dos casos. Eram obstrutivas em 87,6% dos casos e do tipo hidrossalpinge em 12,4% dos casos.

No CSH, foram detectados 92 casos de anomalias intra-uterinas (41,4%). Não houve anomalias em 130 mulheres (41,4%). No caso das anomalias, tratava-se de um pólipo em 42,4% dos casos, de uma sinéquia em 29,3% dos casos, de um mioma em 21,7% dos casos, de uma malformação em 5,4% dos casos e de um único caso de istmocoele. A cavidade uterina estava reduzida em 17,6% dos casos. A HSC também foi utilizada para diagnosticar endometrite em 12 mulheres, hipertrofia endometrial em 3 pacientes e adenomiose em 2 pacientes. As anomalias intracavitárias envolveram o canal cérvico-isquémico em 5% dos casos. Os óstios estavam velados em 5 casos. Relativamente à HSC, identificámos 71 casos de anomalias uterinas confirmadas pela HSC (i.e. 32%) e 114 casos de ausência de anomalias quer na HSG quer na HSC (i.e. 51,4%). Identificámos 16 casos de anomalias suspeitas na HSG mas não presentes na HSC (7,2%) e 21 casos de anomalias uterinas intra-cavitárias na HSC não diagnosticadas: 11 casos de pólipos intra-cavitários (5%), oito casos de sinéquias (3,6%) e dois casos de miomas intra-cavitários (0,9%). A sensibilidade da HSG foi determinada em 77,1%, a especificidade em 87,7%, o VPP em 81,6%, o VPN em 84,4%, a razão de verosimilhança positiva em 6,2 e a razão de verosimilhança negativa em 0,26.

Houve uma concordância global de 83,3% entre a HSG e a HSC. Comparando os dois exames, houve uma diferença estatisticamente significativa entre eles com p<0,001. O teste estatístico de concordância Kappa entre os dois exames para as anomalias uterinas intra-cavitárias foi de 0,654, indicando uma forte concordância.A concordância entre as duas explorações de acordo com os tipos de anomalias intra-cavitárias diagnosticadas foi menor, 71,3%. A comparação das duas explorações de acordo com o tipo de lesão mostrou uma diferença estatisticamente significativa para todos os tipos de lesão (p<0,001). O coeficiente kappa foi de 0,562 para pólipos e 0,595 para sinéquias, indicando concordância moderada. Esse coeficiente foi de 0,817 para miomas, 0,887 para malformações e 0,792 para redução do tamanho da cavidade, o que significa concordância quase perfeita. A sinéquia foi associada à infertilidade secundária e os pólipos à infertilidade primária. Os miomas, as malformações e as istmocoeles não foram associados ao tipo de infertilidade. Comparando as duas investigações no grupo de infertilidade primária e no grupo de infertilidade secundária, a concordância entre a HSG e a HSC foi confirmada por uma diferença estatisticamente significativa (p<0,001) e um coeficiente kappa de 0,633 e 0,684, respetivamente, indicando uma forte concordância em ambos os grupos.

1. LIMITAÇÕES E PONTOS FORTES DO ESTUDO

Pontos fortes do estudo :

- Tanto quanto sabemos, este foi o primeiro estudo tunisino a investigar a correlação entre a HSG e a HSC de acordo com o tipo de lesão e o tipo de infertilidade.
- Além disso, o nosso estudo foi realizado num hospital universitário da capital, o que nos permitiu estabelecer cuidados especializados e consistentes para os nossos pacientes.
- Uma dimensão de amostra suficientemente grande para permitir um estudo estatístico adequado.

Limitações do estudo :

- O carácter retrospetivo das informações recolhidas limita-nos aos dados já contidos no processo médico.

- A natureza monocêntrica do estudo pode afetar a representatividade dos resultados.

Apesar destas limitações, os resultados do nosso estudo fornecem informações importantes para a compreensão do papel da HSG e da HSC na avaliação da infertilidade e para melhorar as estratégias de tratamento.

2. REALIZAÇÃO DE HISTEROSALPINGOGRAFIA

A exploração da cavidade uterina justifica-se pela elevada taxa de anomalias intra-cavitárias, que pode atingir os 50% em certos casos de infertilidade (10). A HSG é um método de avaliação da cavidade uterina bastante simples e seguro, que existe há décadas. O seu lugar deve ser reavaliado à luz dos avanços da

HSC, que continua a ser a técnica de referência. No nosso estudo, 87 casos de anomalias intra-uterinas foram descobertos na HSG (39,2%) e 92 casos de anomalias intra-uterinas na HSC (41,4%). A taxa de anomalias na HSG varia na literatura entre 8,3 e 47,1%. Os nossos resultados são comparados com os da literatura na Tabela XII.

Tabela XII: Comparação da percentagem de anomalias cavitárias na HSG com a literatura.

Estudo	Percentagem de uterino normal	cavidade	Percentagem de cáries útero anormal
Wadhwa et al (14)	77,8		22,2
Mourali et al (16)	52,9		47,1
Panda et al (17)	76,4		23,6
Vaid et al (18)	91,7		8,3
Dalfo et al (19)	47		53
Igbodike et al (9)	85,4		14,6
A nossa série	60,8		39,2

No que respeita ao HSC, foi determinado que o HSG tinha :

- Uma sensibilidade global de 77,1%,
- Especificidade de 87,7%,
- 81,6% PPV
- Uma VPN de 84,4%.

Na literatura: (quadro XIII)

- A sensibilidade variou entre 21,3% e 81,2%.
- A especificidade variou entre 33,3 e 86,6%.

Esta variabilidade significativa pode ser explicada pela heterogeneidade das populações estudadas. De facto, nos estudos que encontraram uma sensibilidade inferior a 40%, tal foi atribuído a um pequeno número de mulheres na população estudada ou à homogeneidade das mulheres estudadas, como a maioria das mulheres que consultam a clínica com infertilidade de origem masculina (14,17). Outras razões As diferentes técnicas utilizadas para realizar a HSG, os diferentes métodos de comunicação dos resultados e o facto de a HSG ser realizada em diferentes alturas do ciclo menstrual foram mencionados na literatura como possíveis explicações para estas variações (14). É de notar que o estudo retrospetivo realizado na Tunísia em 2011, ao longo de 3 anos e incluindo 140 doentes, por Mourali et al. teve a sensibilidade e especificidade mais semelhantes às do nosso estudo (16).

Tabela XIII: Comparação da sensibilidade, especificidade, VPP e VPN da HSG em relação à literatura.

Estudo	Tamanho de a escada	Sensibilidade	Específico	VPP	VPN
Igbodike et al 2022 (9)	96	88,9	33,3	87,8	35,7
Wadhwa et al. 2017 (14)	108	44.8	86.6	56.5	80.2
Mourali et al. 2011 (16)	140	76,5	77,6	74,2	79,7
Panda e al. (17)	172	42,3	85,7	59,4	75
Vaid e al. 2014 (18)	78	21,3	79,4	81,5	64,9
Dalfo e al. 2004 (19)	196	81,2	80,4	78,2	91
A nossa série	222	77,1	87,7	81,6	84,4

2. CORRELAÇÃO GLOBAL DA HISTEROSSALPINGOGRAFIA COM A HISTEROSCOPIA

A HSC é reconhecida como o método de referência para a exploração da cavidade uterina por várias sociedades científicas, nomeadamente a International Society for Gynecologic Endoscopy e a American Society for Reproductive Medicine. Apesar do seu carácter mais invasivo, é o método que permite o diagnóstico final, pois visualiza diretamente as lesões uterinas. Tem ainda a vantagem de permitir a realização de biópsias e a adoção de medidas terapêuticas (7,13).

No nosso estudo, foi observada uma taxa de concordância global de 83,3% entre a HSG e a HSC. Isto significa que um número significativo de anomalias da cavidade uterina (cerca de 16,7%) poderia não ser detectado na HSG.

Comparando os nossos resultados com os da literatura, verificámos uma concordância global que varia entre 71,3 e 83% (Quadro XIV).

A descoberta incidental de anomalias pela HSC foi observada em 9,5% dos casos, podendo ser a causa da infertilidade. Estes incluíram 11 casos de pólipos intra-cavitários (5%), 8 casos de sinéquias (3,6%) e 2 casos de miomas intra-cavitários (0,9%). Estas lesões podem ter um efeito nocivo sobre a fertilidade e podem ser facilmente tratadas por HSC (17). Por conseguinte, estas lesões justificam o recurso sistemático à HSG, especialmente em casos de infertilidade inexplicada.

Os outros estudos também encontraram anomalias de achados incidentais detectados pela HSC que variaram de 7,7% a 32,1% (Tabela XIV).

Quadro XIV: Comparação da concordância global e dos falsos negativos da HSG e da HSC na literatura.

Estudo	Acordo global	Descobertas acidentais negativo)	(falso
Igbodike et al (9)	80,2%	-	
Wadhwa et al (14)	71,3%	15,3%	
Mourali et al (16)	83%	10,7%	
Panda et al (17)	75%	19,1%	
Vaid et al (18)	66,3%	32,1%	
Dalfo et al (19)	73%	7,7%	
A nossa série	83,3%	9,5%	

Para melhor caraterizar a correlação entre os dois exames, foi efectuada uma comparação através do teste Chi 2, que mostrou uma diferença estatisticamente significativa entre eles, com p<0,001. O teste estatístico de concordância Kappa entre os dois exames para deteção de anomalias uterinas intra-cavitárias foi de 0,654, o que significa uma forte concordância. A maioria dos estudos existentes na literatura revela uma forte concordância entre os dois exames, o que foi semelhante ao nosso estudo (tabela XV).

Tabela XV: Comparação do valor de p e do coeficiente de correlação com a literatura.

Estudo	valor de p	Coeficiente correlação	de	Interpretação
Igbodike et al (9)	0,025	-		
Wadhwa e al. (14)	0,001	Kappa=0,336		Acordo fraco
Mourali et al (16)	0,001	Coeficiente Q Yule= 0,83	de	Forte acordo
Panda et al (17)	<0,001	Kappa=0,74		Forte acordo
A nossa série	<0,001	Kappa=0,654		Forte acordo

Assim, o grau de concordância entre a HSG e a HSC foi uma questão controversa na literatura. De facto, são vários os factores envolvidos na infertilidade que podem influenciar os diferentes graus de concordância referidos na literatura. O intervalo de tempo entre os dois exames pode estar na origem da discrepância na descoberta de anomalias uterinas. Foi demonstrado que quanto maior o intervalo, menor a concordância devido a novas lesões ou à involução espontânea de certos tipos de lesões (16). Um estudo verificou que esta variabilidade era baixa nos casos de HSG normal e mais acentuada nos casos de anomalias. Por este motivo, alguns autores sugeriram que se preenchesse uma grelha exaustiva para minimizar as discrepâncias na interpretação (20). Atualmente, a HSC é mais acessível, especialmente com a utilização generalizada da HSC em ambulatório. Trata-se de uma opção menos invasiva, dada a ausência de risco anestésico. Uma meta-análise recente de 2024 analisou o impacto da HSC ambulatória antes da reprodução assistida no número de gravidezes e nados-vivos. Concluiu-se que a HSC ambulatória aumentava estes parâmetros graças à deteção de anomalias intra-cavitárias uterinas subtis que não eram diagnosticadas pela HSG (10). Na nossa série, todas as HSC foram realizadas no hospital sob raquianestesia e, em caso de contraindicação, sob anestesia geral. Outro aspeto a considerar é o aspeto do endométrio, que só é visível na HSC. No nosso estudo, a HSC diagnosticou 12 casos de endometrite e dois casos de adenomiose. A HSC pode diagnosticar a endometrite, que tem demonstrado estar associada à infertilidade (21). O tratamento da endometrite crónica está associado a melhores resultados de FIV em doentes com falhas de implantação recorrentes (22).

Em suma, há dois pareceres a considerar:

- O primeiro é o ponto de vista adotado pela maioria das sociedades científicas que consideram que a HSG, sendo menos invasiva, deve ser indicada em primeira instância para eliminar as anomalias uterinas mais significativas que possam explicar a infertilidade. Neste contexto, a HSC é indicada como procedimento de segunda linha no caso de uma HSG anormal.

- O segundo ponto de vista é o que defende a utilização do CHC como procedimento de primeira linha para compensar definitivamente a cavidade uterina, ou para confirmar que uma anomalia uterina é a causa da infertilidade e permitir o tratamento. Esta é uma abordagem radical que é atualmente defendida pela disponibilidade de HSCs em ambulatório. No entanto, a questão mantém-se: as lesões invisíveis na HSG são responsáveis pela infertilidade? Por outro lado, os riscos incorridos durante HSC são compensados pelas vantagens diagnósticas e terapêuticas?

3. CORRELAÇÃO ENTRE A HISTEROSSALPINGOGRAFIA E A HISTEROSCOPIA SEGUNDO O TIPO DE ANOMALIA UTERINA INTRA-CAVITÁRIA SUSPEITA

Após a comparação global e para melhor compreender a correlação entre a HSG e a HSC, é necessário especificar as diferenças em cada grupo de lesões uterinas intra-cavitárias diagnosticadas. O quadro XVI resume as várias anomalias observadas na nossa série durante os 2 exames com as da literatura:

Tabela XVI: Comparação das percentagens de anomalias intra-uterinas em relação à literatura.

Defeito de tipo	Preutthipan et al	Mourali et al.	O nosso estudo
	HSG/HSC	HSG/HSC	HSG/HSC
Pólipo	21,4% /16,7%	4% /14%	18,9% /17,6%
Sinequia	41,1% /22%	6% /12%	10,4% /12,2%
Mioma	14,9% /7,7%	14% /6%	7,2% /9%)
Malformação	7,7% /5,4%	8% /5%	1,8% /2,3%

A concordância entre as duas explorações de acordo com o tipo de anomalia intra-cavitária diagnosticada foi de 71,3%. Esta percentagem foi inferior à taxa global. A comparação das duas explorações de acordo com o tipo de lesão mostrou uma diferença estatisticamente significativa para todos os tipos de lesão ($p<0,001$). O coeficiente kappa foi de 0,562 para os pólipos e de 0,595 para as sinéquias, indicando uma concordância moderada. O coeficiente foi de 0,817 para miomas e 0,887 para malformações, indicando concordância quase perfeita. Na literatura, poucos estudos compararam a HSG e a HSC de acordo com a natureza da lesão intra-uterina suspeita. Os dados da literatura concordam com o facto de que a precisão diagnóstica é menor se os dois exames forem comparados de acordo com o tipo de lesão (9). Esta hipótese foi adoptada por alguns autores que não decidiram o diagnóstico apenas com base nos dados da HSG, contentando-se em descrever radiologicamente as anomalias em três tipos: falha no preenchimento da cavidade, cavidade irregular e cavidade pequena (14,17). No entanto, esta abordagem simplifica demasiado o problema, uma vez que os defeitos de preenchimento da cavidade assumem várias formas radiológicas que podem ser sugestivas de determinados diagnósticos.

4. CORRELAÇÃO GLOBAL DA HISTEROSSALPINGOGRAFIA COM A HISTEROSCOPIA SEGUNDO O TIPO DE INFERTILIDADE

Na nossa série, a taxa de infertilidade primária foi de 59% e a secundária de 41%. Estas taxas são comparáveis às encontradas na literatura (tabela XVII).

Tabela XVII: Comparação das taxas de infertilidade primária e secundária com as da literatura.

Estudo	Percentagem infertilidade primária	Percentagem infertilidade secundária
Igbodike et al (9)	64%	36%
Wadhwa et al (14)	74%	26%
Mourali et al (16)	58%	42%
Panda et al (17)	65%	35%
Vaid et al (18)	66%	34%
A nossa série	59%	41%

No nosso estudo, não houve diferença significativa entre os dois grupos de infertilidade primária e secundária para a idade, IMC e duração da infertilidade. Na nossa série, embora as anomalias cavitárias fossem mais frequentes nos casos de infertilidade primária, esta diferença não foi estatisticamente significativa para as duas investigações com p=0,513 para HSG e p=0,936 para HSC. Este facto está de acordo com a literatura (14).

A sinéquia foi associada à infertilidade secundária e os pólipos à infertilidade primária. Miomas, malformações e istmocoele não foram associados ao tipo de infertilidade. Na literatura, as sinéquias foram mais frequentes em pacientes com infertilidade secundária. Os pólipos e miomas não foram associados a nenhum tipo de infertilidade. As malformações foram mais frequentemente diagnosticadas em mulheres com infertilidade primária (16). No nosso estudo, as malformações ocorreram predominantemente em doentes com infertilidade secundária. Comparando as duas investigações no grupo de infertilidade primária e no grupo de infertilidade secundária, a concordância entre a HSG e a HSC foi confirmada por uma diferença estatisticamente significativa (p<0,001) e um coeficiente kappa de 0,633 e 0,684, respetivamente, indicando uma forte concordância em ambos os grupos. Na literatura, não houve comparação entre as duas explorações de acordo com o tipo de infertilidade.

5. RECOMENDAÇÕES

O nosso trabalho sublinhou a importância de comparar a HSG e a HSC e de discutir o lugar de cada uma das duas investigações para garantir que os doentes monitorizados para infertilidade recebem os melhores cuidados possíveis. Tendo em conta as vantagens de cada um, os nossos resultados e as actuais recomendações internacionais, fizemos as seguintes recomendações:

- Dada a sua sensibilidade e especificidade no nosso estudo e na literatura, e a forte concordância com a HSC, a histerografia continua a ser um exame de primeira linha recomendado. A sua realização é simples e pouco dispendiosa, permitindo ainda a avaliação da cavidade uterina, do estado das trompas de Falópio e da cavidade peritoneal. Além disso, fornece um documento que pode ser reavaliado pelos vários especialistas que tratam a paciente.

- Se houver uma anomalia na HSG, a HSC está claramente indicada, uma vez que é a técnica de referência que faz o diagnóstico final e permite efetuar o tratamento.
- Os benefícios da HSC em casos de HSG normal são ainda controversos. Com base no estado atual da literatura e nos nossos dados, é impossível fazer uma recomendação para o HSC sistemático. No entanto, no caso de HSG normal, existem provas na literatura do valor da indicação de um HSC antes de uma técnica de procriação medicamente assistida planeada, como a FIV. Noutros casos, não existem provas.

CONCLUSÕES

As anomalias da cavidade uterina são causas frequentes de infertilidade feminina, representando entre 10 e 15% de todas as causas de infertilidade. As lesões mais comuns incluem pólipos, sinéquias-miomas e malformações uterinas.

De acordo com as recomendações actuais, a cavidade uterina é estudada através de uma combinação de ecografia pélvica e HSG. Se se suspeitar de uma anomalia nestes dois exames, recomenda-se a realização de uma HSC. A HSC é o método de referência para a avaliação da cavidade uterina, permitindo a confirmação do diagnóstico e a intervenção terapêutica. A HSG é um método simples, barato e seguro que continua a ter um lugar importante na avaliação de primeira linha e determina a conduta subsequente. No entanto, existe controvérsia entre os autores. Alguns autores sugerem que a HSC é um exame obrigatório na investigação da infertilidade, uma vez que a HSC é o gold standard e que alguns casos de anomalias intra-cavitárias podem ser invisíveis à HSG. Outros autores consideram que a HSC só está indicada em casos de anomalias na HSG, uma vez que a HSG é uma técnica menos invasiva, mais aceite e mais segura, pelo que é fundamental comparar os dois exames de forma a determinar o papel de cada um na avaliação da infertilidade.

É neste contexto que o nosso estudo foi realizado com o objetivo de :

- Comparação dos dados de HSG com os dados de HSC em doentes investigados por infertilidade
- Comparar o desempenho das duas técnicas na exploração da cavidade uterina.

Trata-se de um estudo retrospetivo, longitudinal, monocêntrico e comparativo, realizado no Serviço B de Obstetrícia e Ginecologia do Hospital Charles Nicolle de Tunes, durante 7 anos e 10 meses, de 1 de janeiro de 2016 a 31 de outubro de 2024, incluindo as pacientes em acompanhamento de infertilidade que foram submetidas a HSG e HSC.

Durante o período de estudo, foram incluídas 222 mulheres. A faixa etária mais comum situa-se entre os 35 e os 40 anos (30,6%). A maioria das mulheres, 59%, apresentava infertilidade primária (n=131) e 41% das mulheres apresentavam infertilidade secundária (n=91) com uma duração mediana de infertilidade de 3 anos (IQR= [2-5]).

- Na HSG, foram detectados 87 casos de anomalias intra-uterinas (39,2%). Estas incluíam pólipos em 48,8% dos casos, sinéquias em 26,7%, miomas em 18,6%, malformações em 4,7% e um único caso de istmocoele. A cavidade uterina estava reduzida em 13,1% dos casos.
- No CSH, foram detectados 92 casos de anomalias intra-uterinas (41,4%). As anomalias incluíam pólipos em 42,4% dos casos, sinéquias em 29,3% dos casos, miomas em 21,7% dos casos, malformações em 5,4% dos casos e um único caso de istmocoele. A cavidade uterina foi reduzida em 17,6% dos casos. A HSC foi também utilizada para diagnosticar endometrite em 12 mulheres, hipertrofia endometrial em três e adenomiose em duas.

Relativamente à HSC, identificámos 71 casos de anomalias uterinas confirmadas pela HSC (ou seja, 32%) e 114 casos de ausência de anomalias tanto na HSG como na HSC (ou seja, 51,4%). Identificámos 16 casos de anomalias suspeitas na HSG mas não presentes na HSC (7,2%) e 21 casos de anomalias uterinas intra-cavitárias na HSC não diagnosticadas: 11 casos de pólipos intra-cavitários (5%), oito casos de sinéquias (3,6%) e dois casos de miomas intra-cavitários (0,9%).

A sensibilidade da HSG foi determinada em 77,1%, a especificidade em 87,7%, o VPP em 81,6%, o VPN em 84,4%, o rácio de verosimilhança positivo em 6,2 e o rácio de verosimilhança negativo em 0,26. Registou-se uma concordância global de 83,3% entre a HSG e a HSC. Comparando os dois exames, verificou-se uma diferença estatisticamente significativa ($p<0,001$). O teste de concordância Kappa entre os dois exames para anomalias uterinas intra-cavitárias foi de 0,654, indicando forte concordância. A concordância entre os dois exames, de acordo com o tipo de anomalias intra-cavitárias diagnosticadas, foi inferior, com 71,3%. A comparação dos dois exames segundo o tipo de lesão mostrou uma diferença estatisticamente significativa para todos os tipos de lesão ($p<0,001$). O coeficiente kappa foi de 0,562 para os pólipos e de 0,595 para as sinéquias, indicando uma concordância moderada. O coeficiente foi de 0,817 para miomas, 0,887 para malformações e 0,792 para redução do tamanho da cavidade, indicando concordância quase perfeita.

Comparando as duas investigações no grupo de infertilidade primária e no grupo de infertilidade secundária, verificou-se uma diferença estatisticamente significativa ($p<0,001$) e um coeficiente kappa de 0,633 e 0,684, respetivamente, indicando uma forte concordância em ambos os grupos.

Em conclusão, salientámos a importância da sensibilização para a eficácia da HSG em comparação com a HSC, conhecendo as limitações e vantagens deste exame, de modo a permitir uma melhor gestão das mulheres inférteis. No final deste trabalho, é evidente que a HSG mantém um lugar importante na avaliação de primeira linha e deve ser indicada dada a sua forte concordância com a HSC. Para além disso, é inegável que a HSC deve ser indicada quando se suspeita de uma anomalia na HSG. No entanto, existe ainda alguma incerteza quanto ao facto de a HSC dever ser realizada por rotina se a HSG for normal. A literatura refere uma taxa não negligenciável de falsos negativos que não serão diagnosticados na HSG e que podem ter um efeito negativo na fertilidade. Ao especificar o tipo de população, podemos recomendar a realização de uma HSC antes de recorrer a uma gravidez induzida por meios médicos. Futuros estudos de maior dimensão devem investigar o papel da HSC em HSG normais na infertilidade inexplicada e no aborto recorrente.

REFERÊNCIAS

1. Organização Mundial de Saúde. infertilidade. maio de 2024;1-2.

2. Organização Mundial de Saúde. 1 em cada 6 pessoas globalmente afectadas pela infertilidade. abril de 2023;1-2.

3. Pundir J, El Toukhy T. Uterine cavity assessment prior to IVF (Avaliação da cavidade uterina antes da fertilização in vitro). Womens Health Lond Engl. Nov 2010;6(6):841-7; quiz 847-8.

4. Carson SA, Kallen AN. Diagnosis and Management of Infertility (Diagnóstico e tratamento da infertilidade). JAMA. 6 Jul 2021;326(1):65-76.

5. Grupo de trabalho ESHRE Add-ons, Lundin K, Bentzen JG, Bozdag G, Ebner T, Harper J, et al. Recomendações de boas práticas sobre add-ons em medicina reprodutiva†. Hum Reprod Oxf Engl. 2 Nov 2023;38(11):2062-104.

6. Panda SR, Kalpana B. The Diagnostic Value of Hysterosalpingography and Hysterolaparoscopy for Evaluating Uterine Cavity and Tubal Patency in Infertile Patients (O valor diagnóstico da histerossalpingografia e da histerolaparoscopia na avaliação da cavidade uterina e da permeabilidade tubária em doentes inférteis). Cureus. 6 Jan 2021;13(1):e12526.

7. Sociedade Internacional de Endoscopia Ginecológica. Histeroscopia diagnóstica: avaliação e preparação da paciente. 2023;1-14.

8. Ait Benkaddour Y, Gervaise A, Fernandez H. [Qual é o método de eleição para avaliar a cavidade uterina no estudo da infertilidade?] J Gynecol Obstet Biol Reprod (Paris). Dez 2010;39(8):606-13.

9. Igbodike EP, Badejoko OO, Fasubaa OB, Ibitoye BO, Loto OM, Ikechebelu JI, et al. Correlação entre o diagnóstico por histerossalpingografia e o

diagnóstico final por histerolaparoscopia com teste de corante em mulheres com infertilidade útero-tubal: A cross-sectional study of the implication for which test should be the first-line investigation. SAGE Open Med. 2022;10:20.

10. Hou JH, Lu BJ, Huang YL, Chen CH. Outpatient hysteroscopy impact on subsequent assisted reproductive technology: a systematic review and meta-analysis in patients with normal transvaginal sonography or hysterosalpingography images. Reprod Biol Endocrinol RBE. 1 Feb 2024;22(1):18.

11. Sonigo C, Robin G, Boitrelle F, Fraison E, Sermondade N, Mathieu d'Argent E, et al. Gestão de primeira linha de casais inférteis: uma atualização do RPC 2010 do CNGOF. Gynécologie Obstétrique Fertil Sénologie. 1 de maio de 2024;52(5):305-35.

12. Devine K, Dolitsky S, Ludwin SI, Ludwin A. Modern Assessment of the Uterine Cavity and Fallopian Tubes in the Era of High-Efficacy ART (Avaliação moderna da cavidade uterina e das trompas de Falópio na era da TARV de alta eficácia). Fertil Steril. Jul 2022;118(1):19-28.

13. Comité de Prática da Sociedade Americana de Medicina Reprodutiva. Comité de Prática da Sociedade Americana de Medicina Reprodutiva. Fertility evaluation of infertile women: a committee opinion. Fertil Steril. Nov 2021;116(5):1255-65.

14. Wadhwa L, Rani P, Bhatia P. Estudo Prospetivo Comparativo de Histerossalpingografia e Histeroscopia em Mulheres Inférteis. J Hum Reprod Sci. 2017;10(2):73-8.

15. Kamath MS, Rikken JFW, Bosteels J. Does Laparoscopy and Hysteroscopy Have a Place in the Diagnosis of Unexplained Infertility? Semin Reprod Med. Jan 2020;38(1):29-35.

16. Mourali M, Nabil BZ, Chiraz EF. Investigação da infertilidade: Correlação entre histerografia e histeroscopia. Tunis Med. 2011;90.

17. Panda SR, Kalpana B. The Diagnostic Value of Hysterosalpingography and Hysterolaparoscopy for Evaluating Uterine Cavity and Tubal Patency in Infertile Patients. Cureus. 13(1):e12526.

18. Vaid K, Mehra S, Verma M, Jain S, Sharma A, Bhaskaran S. Pan endoscopic approach "hysterolaparoscopy" as an initial procedure in selected infertile women. J Clin Diagn Res JCDR. Fev. 2014;8(2):95-8.

19. Roma Dalfó A, Ubeda B, Ubeda A, Monzón M, Rotger R, Ramos R, et al. Valor diagnóstico da histerossalpingografia na deteção de anomalias intra-uterinas: uma comparação com a histeroscopia. AJR Am J Roentgenol. Nov 2004;183(5):1405-9.

20. Renbaum L, Ufberg D, Sammel M, Zhou L, Jabara S, Barnhart K. Fiabilidade dos clínicos versus radiologistas na deteção de anomalias em filmes de histerossalpingografia. Fertil Steril. Sept 2002;78(3):614-8.

21. Ticconi C, Inversetti A, Marraffa S, Campagnolo L, Arthur J, Zambella E, et al. Chronic endometritis and recurrent reproductive failure: a systematic review and meta-analysis. Front Immunol. 2024;15:1427454.

22. Vitagliano A, Saccardi C, Noventa M, Di Spiezio Sardo A, Saccone G, Cicinelli E, et al. Effects of chronic endometritis therapy on in vitro fertilization outcome in women with repeated implantation failure: a systematic review and meta-analysis. Fertil Steril. 1 Jul 2018;110(1):103- 112.e1.

APÊNDICES

Formulário de informação pré-preparado

Caraterísticas da população estudada :

- Idade em anos
- Historial médico
- História cirúrgica
- Hábitos de vida: Tabaco, álcool, toxicodependência
- IMC
- História gineco-obstétrica :

✓ Gestão

✓ Paridade

✓ Regularidade do ciclo, duração do fluxo sanguíneo, antecedentes de sintomas do tipo menometrorragia ou dor pélvica ou dismenorreia ou dispareunia

✓ História de aborto espontâneo ou de gravidez interrompida

✓ História do aborto

✓ História de gravidez ectópica, tratamento utilizado

✓ História HGI ou STI

✓ Antecedentes de manobras endo-uterinas S/N ? de que tipo

✓ História de contraceção, de que tipo e durante quanto tempo

✓ Duração da hipofertilidade

✓ Tipo de infertilidade

✓ Qualquer historial de procriação medicamente assistida e de que tipo

Dados de l'HSG

✓ Dia do ciclo de produção

✓ Anomalia intra-uterina, de que tipo e diagnóstico suspeita HSG

✓ Tamanho da cavidade uterina

✓ Anomalia tubária, unilateral ou bilateral, que tipo de obstrução proximal ou distal?

Dados de l'HSC

✓ Dia do ciclo de produção

✓ Tamanho da cavidade

✓ Que tipo de anomalia intracavitária?

✓ Aspeto dos óstios

✓ Aspeto da saída cérvico-isquémica

HISTEROSAPINGOGRAFIA VERSUS HISTEROSCOPIA NA INFERTILIDADE: DESEMPENHOS PARA O DIAGNÓSTICO DE ANOMALIAS INTRA-UTERINAS

RESUMO

Antecedentes

A histerossalpingografia e a histeroscopia são os dois exames tradicionalmente utilizados para explorar a cavidade uterina em caso de infertilidade. No entanto, existe controvérsia quanto ao papel e ao local de cada exame. O objetivo do nosso estudo foi comparar os resultados da histerossalpingografia e da histeroscopia e determinar o desempenho de cada técnica no diagnóstico de anomalias intra-uterinas na infertilidade.

Métodos

Trata-se de um estudo retrospetivo, longitudinal e descritivo. Foi efectuado no Serviço de Obstetrícia e Ginecologia B do Hospital Charles Nicolle em Tunes, durante um período de sete anos e dez meses. Foram incluídas as pacientes tratadas por infertilidade que foram submetidas a histerossalpingografia e histeroscopia.

Resultados

Durante o período do estudo, foram incluídas 222 mulheres. A maioria das mulheres (59%) sofria de infertilidade primária e 41% de infertilidade secundária. A histerossalpingografia revelou 87 casos (39,2%) de anomalias intra-uterinas. A histeroscopia revelou 92 casos (41,4%) de anomalias intra-uterinas. 21 casos de anomalias uterinas intra-cavitárias foram identificados pela histeroscopia e não diagnosticados pela histerossalpingografia (11 pólipos, oito sinéquias, dois miomas). A sensibilidade da histerossalpingografia foi de 77,1%, a especificidade de 87,7%, o valor preditivo positivo de 81,6% e o valor preditivo negativo de 84,4%. A concordância global entre a histerossalpingografia e a histeroscopia foi de 83,3%. Verificou-se uma diferença estatisticamente significativa entre os dois exames (p<0,001). O teste *de concordância Kappa entre as duas explorações para anomalias uterinas intra-cavitárias foi de 0,654, indicando uma forte concordância.*

Conclusão

A histerossalpingografia mantém o seu lugar como exame de primeira linha na avaliação da infertilidade, uma vez que a sua concordância com a histeroscopia foi comprovada. A histeroscopia está indicada como procedimento de segunda linha em caso de anomalias na histerossalpingografia. A indicação para a histeroscopia de primeira linha merece um estudo mais aprofundado.

ÍNDICE DE CONTEÚDOS

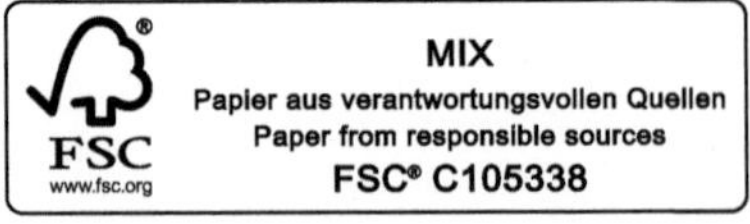

Printed by Books on Demand GmbH, Norderstedt / Germany